I0074672

Contre les Dyspepsies, l'Anémie
La Chlorose, les Épuisements en général

NOUVEAU TRAITEMENT MÉTHODIQUE

PAR LA

SYNERGINE

DU

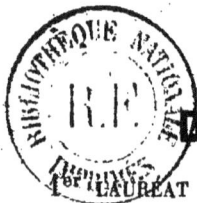

Docteur TOURNEBIZE

1er LAURÉAT DE L'ÉCOLE DE MÉDECINE DE CLERMONT-FERRAND

ANCIEN INTERNE DE L'HOTEL-DIEU

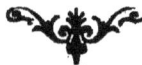

AVIGNON

FRANÇOIS SEGUIN, IMPRIMEUR-ÉDITEUR

11, rue Bouquerie, 11

—

1902

Contre les Dyspepsies, l'Anémie
La Chlorose, les Épuisements en général

NOUVEAU TRAITEMENT MÉTHODIQUE

PAR LA

SYNERGINE

DU

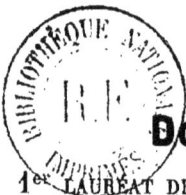

Docteur TOURNEBIZE

1er LAURÉAT DE L'ÉCOLE DE MÉDECINE DE CLERMONT-FERRAND
ANCIEN INTERNE DE L'HOTEL-DIEU

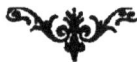

Te 151
Te
1645

AVIGNON
FRANÇOIS SEGUIN, IMPRIMEUR-ÉDITEUR
11, rue Bouquerie, 11
—
1902

L'AVIS DE L'ÉMINENT DOCTEUR LEDRU

Sur la *Synergine* du Docteur TOURNEBIZE

J'avais longtemps réfléchi, avant de porter mon *traitement* au delà du cercle restreint de mes clients ordinaires. De très nombreuses guérisons m'avaient absolument convaincu de son efficacité. Mais pour persuader le « grand public », il me fallait, outre les attestations de malades guéris, le témoignage de quelque maître illustre. J'hésitais donc encore, quand m'est venu spontanément l'encouragement le plus sincère et le plus précieux que je pouvais ambitionner.

Deux mois avant la mort de mon vénéré ancien maître, le docteur Ledru, le savant directeur de l'École de Clermont, j'envoyais l'un de mes malades le consulter. Mon client profita de cette entrevue pour lui demander son avis sur la valeur de ma méthode.

« J'ai conservé, répondit l'éminent praticien, le
« meilleur souvenir de mon *interne*. Il est tra-
« vailleur et sait observer. J'approuve complète-
« ment sa méthode d'administrer les toniques. »
Ce furent ses paroles que me répéta, le lendemain,

M. François Miolane, de Cunlhat, entrepreneur de travaux publics.

« Depuis, m'a ajouté M. Miolane, votre Synergine a conquis chez moi droit de domicile ».

J'avais l'approbation d'un maître éminent : une plus longue hésitation eût été une faiblesse.

Dᵣ TOURNEBIZE.

NOUVELLE MÉTHODE PRATIQUE

POUR COMBATTRE

*chez toutes sortes de sujets, les dyspepsies, la chlorose,
l'anémie et les épuisements en général*

Par la SYNERGINE

DU Dʳ TOURNEBIZE

*1ᵉʳ lauréat de l'École de Clermont-Ferrand, ancien interne
de l'Hôtel-Dieu.*

———————

A mesure que les sciences physiologiques et médicales progressent, de nouveaux problèmes se posent, des applications plus précises et plus spéciales deviennent nécessaires. Pour n'aborder ici qu'une zone restreinte du champ presque infini des infirmités humaines, quelles sont les causes exactes qui altèrent les globules sanguins, les atrophient, en diminuent le nombre, etc.? Pourquoi le médecin se trouve-t-il bien plus rarement aujourd'hui en présence de tempéraments sanguins, pléthoriques, et doit-il presque toujours combattre, chez ses clients, l'anémie, la chlorose, la neurasthénie, les dyspepsies aux formes les plus diverses, bref, cette atonie générale de l'organisme, cette débilité physique d'où résulte d'ordinaire l'affaissement moral?

Il serait aisé d'en décrire les causes qui sont d'ordre moral, de marquer l'action délétère de certaines passions, la dépression, les troubles qui accompagnent ou suivent l'abus des jouissances ; les fièvres, l'épuisement qui résultent de l'amour immodéré du luxe. Mais ces considérations sont du domaine du moraliste et du sociologue. Bien qu'il soit impossible au médecin de ne point en tenir compte, son rôle a un objet plus positif, plus tangible en quelque sorte. Il ne peut que constater le degré et l'étendue des ravages produits par le défaut d'hygiène, le surmenage, les excès de toute sorte. Le mal étant ainsi déterminé, la première tâche du médecin consiste à en supprimer les causes qui ont amené ce dépérissement ; tâche, il faut le dire, toujours ardue, souvent impossible, tant la volonté du malade est affaiblie, tant les habitudes sont ancrées au fond de sa nature.

Quoi qu'il en soit, quand le médecin a obtenu ce résultat ou du moins tenté de l'obtenir, la cure au point de vue strictement médical est préparée, facilitée ; mais, pour la mener à bonne fin, il faut un traitement positif, approprié. Il s'agit, dans la plupart des cas, de rétablir l'équilibre rompu entre les apports et les dépenses, et de le maintenir. Le moyen classique auquel on a recours consiste principalement dans la suralimentation. Pour réparer les déchets qui l'emportent, on propose « de vivre double ». Par malheur, le conseil est plus facile à donner qu'à suivre. L'ensemble de l'organisme, en effet, et surtout les organes digestifs sont affaiblis ; quand ils supportent mal la nourriture ordinaire la plus légère et la plus savoureuse, comment parviendraient-ils à prendre avec appétit des aliments plus substantiels et plus abondants? Pour que le malade pût compenser, par la quantité de sa nourriture quotidienne, l'excédent de ses pertes, il faudrait à son appareil digestif une puissance qu'il n'a pas.

Le traitement le plus rationnel, ayant le plus de chance de réussir, sera donc, cela va de soi, celui qui fera passer dans l'organisme les meilleurs eupeptiques, les fortifiants les plus sains, les toniques les moins irritants, sans fatigue ni répugnance pour l'estomac; celui encore qui, par sa variété, répondra le mieux aux besoins particuliers, aux affinités spéciales de nos organes et leur fournira plus sûrement de quoi les satisfaire. C'est là une des raisons de notre Méthode.

Il serait aisé de condenser le traitement en une formule mathématique, si tous les anémiés et toutes les névrosées, etc., se ressemblaient exactement. Le malheur est que, si vous prenez au hasard cinq ou six personnes qui paraissent avoir le même âge, le même tempérament, et semblent également faibles, exsangues, et si vous leur donnez à toutes un remède identique et unique, vous constaterez très probablement, pour chacune d'elles, des effets bien différents.

On observera que ce sont là des cas d'idiosyncrasie, c'est-à-dire des dispositions particulières, en vertu desquelles tel individu est influencé d'une façon spéciale par tel remède ou tel aliment qui produit chez un autre des effets différents. Eh bien ! pour que le traitement que nous cherchons soit efficace, il est nécessaire qu'il s'adapte, qu'il s'harmonise parfaitement avec ces dispositions intimes, si diverses et souvent si capricieuses. Il est nécessaire, par conséquent, que le remède prescrit, non-seulement soit sous un petit volume, mais de plus, par son goût, sa forme extérieure, sa facilité d'assimilation, ne choque aucun des sens extérieurs, ne provoque aucune nausée de l'estomac. Le mode de préparation et de présentation est d'autant plus délicat que la chlorotique, le neurasthénique sont, en règle générale, des gens affaiblis et trop souvent deviennent peu à peu impressionnables à l'excès et se détournent avec humeur ou dégoût de tout remède, non seulement répugnant, mais même trop insipide ou trop uniforme.

Si ce que je viens de vous dire causait de la surprise à quelques-uns de mes lecteurs, je leur demanderais de faire appel devant eux à une expérience déjà longue.

J'ai lu bien des traités de médecine, j'ai souvent consulté les maîtres qui formèrent ma jeunesse médicale; j'ai observé, depuis plus de trente ans, des milliers de cas; j'ai appliqué, comme les autres médecins, les recettes pharmaceutiques ordinaires; et, comme à tout le monde, aussi, les petits mécomptes ne m'ont pas manqué!... Tel tonique qui avait fortifié un malade, a été rejeté par un autre qui semblait exactement dans le même état; à un troisième il a causé de la douleur; un quatrième n'en a ressenti aucun effet sensible, ce qui faisait dire parfois « que le corps s'y était habitué. »

J'ai conscience d'avoir tiré parti, dans l'intérêt de mes malades, de chacune de mes déceptions; car elles ont fait pénétrer plus avant en moi cette idée : si les spécifiques contre toutes les sortes d'anémies sont peu nombreux, c'est une raison de plus d'en varier l'application, comme le mal lui-même varie, et de l'adapter aux dispositions spéciales du malade.

Si, selon l'adage, l'uniformité provoque l'ennui chez les

sujets parfaitement sains, est-il possible qu'elle ne soit pas fastidieuse, insupportable aux tempéraments que la faiblesse, la souffrance, ont aigris, rendus plus susceptibles, plus exigeants. Au contraire, la variété qui est un des éléments essentiels du beau, plaît tant à l'œil et à l'imagination, qu'elle doit tromper toutes les répugnances et les délicatesses du goût et de l'estomac les plus capricieux.

D'autre part, on le sait, nos muscles, nos organes, notre charpente osseuse sont constitués par des cellules spéciales, ayant leur organisation et leur fonctionnement propre. Le plus sûr moyen d'en retarder et d'en réparer l'usure, n'est-il pas de fournir à chacun de ces organes, à chacune de ces cellules, l'élément particulier qu'ils réclament et qui est nécessaire à leur entretien ?

Ces éléments nutritifs, toniques, variés, où les trouverons-nous ? Si la nature ou l'art nous les offrait réunis, condensés, le médecin n'aurait plus qu'à chercher quelques véhicules qui donneraient à ce remède, unique dans sa multiplicité, l'attrait de la nouveauté. Mais ces éléments multiples nécessaires ne peuvent être réunis ; les lois chimiques s'y opposent. De plus, à vouloir les administrer tous en même temps, on n'encombrerait pas seulement l'organisme, on associerait aussi des principes qui, salutaires, pris isolément, deviendraient funestes par leur juxtaposition.

Voilà des données d'une rigueur scientifique. Elles sont d'ailleurs en parfait accord avec l'observation la plus élémentaire ; et la nature elle-même, ou ce qu'on nomme l'instinct, nous pousse irrésistiblement à nous conformer, dans notre régime quotidien, à ces lois importantes qui sont les conditions nécessaires de la santé et de la vie.

Examinez surtout comment se comportent les personnes méthodiques et avisées. — Se contentent-elles, durant tout le cours d'une semaine, d'un mets unique, pour substantiel qu'il soit? Demandez pourquoi, sur leur table, pourtant frugalement servie, passent des aliments divers? Elles vous diront que, par goût, par instinct, comme par raison, elles veulent un peu de variété, et que celle-ci, pourvu qu'elle soit modérée et à l'abri de tout excès, plaît à la vue, repose les organes et stimule l'appétit.

Si ces personnes étaient en même temps des savantes ou seulement de fines observatrices, elles pourraient ajouter : « Cette variété dans l'alimentation n'est pas seulement agréable ; elle est aussi indispensable pour l'entretien et le développement harmonique de tous les éléments du corps humain. Grâce à elle, chacun d'eux pratique, au moment opportun, la sélection qui lui est propre, c'est-à-dire choisit les sucs nourriciers qui lui conviennent.

Nos organes, c'est incontestable, c'est même frappant pour quelques-uns, possèdent une propriété *élective*.

Si chacun d'eux a des besoins spéciaux, il faut qu'il ait la possibilité de satisfaire cette affinité spéciale. Par notre méthode et notre choix, le globule sanguin, la cellule nerveuse, etc., trouve, à son heure, l'élément réparateur qui peut lui faire défaut.

A cette loi, qui est celle de la conservation, obéissent aussi les plantes dont les radicelles vont chercher au loin, à travers d'autres matériaux, la nourriture dont elles ont besoin. Il n'est pas, enfin, jusqu'aux minéraux, qui n'aient leur affinité particulière.

Mais plus un organisme devient compliqué, délicat, plus il réclame d'éléments nourriciers ou stimulants, à la fois légers, substantiels et divers. Beaucoup de malades eux-mêmes ont conscience de ces exigences impérieuses, que nul remède trop uniforme ne peut satisfaire.

Qu'on nous permette de mettre sous les yeux de nos lecteurs, avec leur forme naïve, les plaintes de l'une de nos clientes. Beaucoup, hélas, pourront y voir l'histoire de leurs propres mécomptes.

Je reçois un jour une fille aux pâles couleurs, chétive, essoufflée, à l'allure encore vive et nerveuse. « J'ai bien des malaises, dit-elle ; c'est du noir, point de force, des battements de cœur, des douleurs partout ; rarement j'ai un peu d'appétit ; d'ordinaire toute nourriture me répugne. On me donne, tous les jours, de la tisane, du quinquina et du sirop d'iodure de fer. Ce traitement ne me fait rien et j'en suis dégoûtée comme de la nourriture. *Ça m'ennuie de voir tous les jours la même chose.* »

— Comme nourriture, que prenez-vous ? — « Ce qu'il y a chez nous, tous les jours à peu près la même chose. La nourriture m'ennuie autant que les remèdes. »

— Prenez-vous de l'air ? — « Je ne peux guère sortir, étant presque toujours seule ; du reste, je me sens fatiguée. »

— Vous ne faites pas de visites ? — « Je suis heureuse quand je puis aller chez ma tante. Il y a une table à peu près comme la nôtre, et çà n'y ressemble pas du tout. Avec peu, elle fait beaucoup. Les plats sont préparés chaque jour d'une manière différente. On varie aussi les viandes et

les légumes. Cela me plait. Aussi j'y reprends vite appétit ; j'ai vite *changée*. Je constate que je rentre chez nous
plus gaie et plus forte. »

— Et votre traitement ? — « Ma tante le fait varier aussi ;
tantôt c'est une tisane, demain un cachet, un autre jour une
pilule, d'autres fois un sirop ou encore un vin composé, etc.
Je n'ai plus alors de répugnance pour les remèdes et je
m'aperçois que le temps passe bien vite. »

Je lui donne alors, avec le ferme espoir d'un plein succès,
le remède que je propose aujourd'hui au public. Le résultat fut tel que je l'avais prévu. Après avoir suivi mon traitement pendant moins de six mois, cette jeune fille reve-
nait à peu près guérie. Depuis, bien d'autres cures, non
moins consolantes, nous ont donné la complète assurance
de l'efficacité de notre traitement.

Aussi jugeons-nous que le moment est venu de le faire
connaître bien au delà du cercle restreint de nos clients
ordinaires.

Voici en quoi il consiste :

Tous les jours de la semaine, avant chaque repas, je
donne un tonique ou reconstituant spécial choisi parmi les
meilleurs. — Certain jour, j'y associe un calmant anodin
afin de prévenir, dans une certaine mesure, toute irritation,
même légère, de l'estomac. — A un autre moment, j'associe
au fortifiant un léger laxatif, voulant éviter la surcharge et
de l'obstruction.

Dans ma pensée, ce n'est pas trop de fournir, chaque jour,
à l'organisme, un médicament spécial dont il puisse tirer
profit, puisque, à toutes les secondes de notre existence,
ce même organisme subit l'assaut meurtrier de ces infini-

ment petits que nous a révélés Pasteur. Serait-il sage de le laisser désarmé? Mais tout en le fortifiant, nous avons souci, répétons-le encore une fois, de reposer non seulement les sens, mais l'estomac.

Le cycle de sept jours a été choisi parce qu'il est le plus naturel, le plus simple, et qu'il offre en même temps toute la variété désirable.

Dans mes préparations, j'ai tenu compte de ce fait, qu'à peu près toujours c'est du déficit que résultent l'atonie et les troubles dyspeptiques. Si parfois on constate un excédent, dont l'action serait fâcheuse, on pourra d'ordinaire le corriger par un peu de bicarbonate de soude pris à jeun.

On remarquera peut-être aussi que, dans le nombre, un de nos agents thérapeutiques est moins bien toléré. Le malade s'observera et en instruira son médecin. Celui-ci en tirera de précieuses indications pour la guérison de son client. D'ailleurs, les malades dont la susceptibilité organique serait excessive pourront diminuer nos doses et adopter un mode d'administration encore plus varié, en changeant de tonique à chaque repas.

En raison de sa composition, de son action spéciale et générale, j'ai nommé ma préparation *Synergine* (de Συνεργῶ, j'agis de concert). En effet, ce faisceau de principes actifs peut bien être comparé à une association mutuelle (je crois que bientôt je vais me trouver dans le mouvement!) où chaque membre agit séparément, remplit une fonction spéciale, et où tous coopèrent à une action commune.

Ces états particuliers d'anémie, de chlorose, même d'appauvrissement, ne peuvent se produire isolément. Ils ont la répercussion la plus fâcheuse sur les fonctions organi-

ques en général, sur les fonctions digestives tout spécialement. A leur tour, les troubles dyspeptiques réagissent sur
l'ensemble. L'effet devient cause et vice versâ.

Synergine liquide

Les reconstituants ingérés, l'alimentation habituelle
prise, il est d'importance capitale d'en hâter, d'en activer
l'assimilation.

Voilà pourquoi j'ai ajouté à la synergine solide la synergine liquide, sous la forme qui m'a paru être la plus ra-
tionnelle.

En agissant ainsi, j'ai écouté encore l'ancien adage :
Sequere naturam... Suivez la nature. Ou encore : *Quo ver-
git natura, eo ducendum.*

Que fait l'homme avisé, fidèle dans son alimentation
aux règles de l'hygiène ? Son repas terminé, il aide la digestion par une tasse de thé, de café, dans lequel parfois il
ajoute un léger stimulant.

Contre la dyspepsie en général, cause de tant de troubles et d'appauvrissements, nous avons pensé qu'il y avait
mieux à faire. Nous avons choisi parmi les eupeptiques les
plus solubles, les plus puissants, dont les éléments s'asso-
cient chimiquement et peuvent être absorbés sans répugnance ni irritation. Nous les avons réunis et incorporés
dans un liquide généreux, soigneusement préparé.

Notre synergine liquide prise immédiatement après le
repas, pure ou étendue dans une légère infusion, suivant
l'âge et le tempérament, supplée avantageusement l'exci-
tant qu'on ajoute au café ou au thé.

Refaire complètement ces santés ruinées et les immuniser pour longtemps n'est pas toujours possible. C'est la tâche à peine rêvée par les grands découvreurs. Notre ambition est plus modeste. Ce que nous offrons aux organismes prématurément affaiblis et menacés de mort avant l'âge, ce n'est point un de ces moyens infaillibles de sauvetage que la science cherche toujours sans pouvoir le trouver. Ce sont comme des planches dispersées que nous avons choisies avec soin, que nous avons unies et consolidées de notre mieux. Nous espérons pourtant qu'un très grand nombre de constitutions délabrées trouveront dans notre *synergine* un gage de salut et un renouveau de vie.

Ici, nous songeons d'abord aux vieillards, à ceux et à celles que l'âge ou les fatigues ont épuisés. Chez eux, la nutrition est difficile, incomplète, car les organes d'assimilation et surtout l'appareil digestif sont affaiblis, impuissants. Une mastication généralement défectueuse ajoute encore à l'embarras et à la surcharge de l'estomac. Notre synergine sera pour eux un stimulant salutaire, un précieux auxiliaire ; elle mettra en jeu et doublera toutes leurs forces digestives.

Notre pensée se reporte vers tous ces débilités de l'un et de l'autre sexe, ouvriers en tous genres, spécialement vers les mineurs, employés de bureaux, vers tous ceux qui vivent d'une façon trop sédentaire dans un air renfermé et malsain, vers toutes les personnes dont l'esprit et le corps ont été surmenés, ou qui, convalescentes, mais encore débiles, veulent parer au danger d'une rechute.

Notre pensée se reporte enfin tout particulièrement vers

ces personnes,— et elles sont légion, — dont la digestion
est lente, difficile, incomplète, pénible, souvent à la fois
cause de dépérissement et de continuelle torture. Notre
ardent désir est de toutes les soulager et d'en guérir un
grand nombre.

Dr TOURNEBIZE..

Maintenant, je donne la parole à quelques-uns de ceux
qui ont eu recours à notre synergine ou qui l'ont vu expé-
rimenter autour d'eux.

Il y a quelques années, je recevais d'un regretté et excellent confrère, professeur de thérapeutique à l'Université
française de Beyrouth, ce petit mot bien encourageant.

« Courage, nous approuvons votre Méthode ; nous expé-
rimenterons. »

Dr BOYER.

Un véritable ami m'écrivait naguère : « Bravo mille fois !
Je ne puis douter de votre incomparable médicament. »

Abbé GERLE,
Curé de Néris-les-Bains.

« Vous pouvez compter sur mon concours le plus dévoué
pour votre synergine. Je l'ai expérimentée. »

Dr VIALIS,
de St-Germain-l'Herm.

« Je ne doute pas de la valeur de votre nouveau traitement par la synergine. »

JOURDE,
pharmacien à Courpière.

« Je vous remercie de la synergine que vous m'avez envoyée ; elle seule m'a fait recouvrer mes forces perdues. »

FAFOURNOUX, *à Thiers.*

En ce même temps, je recevais les lettres les plus encourageantes des docteurs Genestoux, Thomas (de Billom), Rallière, (d'Augerolles), etc.

« J'ai pu enfin goûter les douceurs du sommeil. Mais j'ai encore un peu de malaise ; voilà pourquoi je vous prie de m'envoyer encore deux flacons de votre excellente synergine. »

L'abbé CHANAL,
vicaire à Tours.

« J'avais une de mes Sœurs bien fatiguée. Je lui ai fait prendre de votre synergine. Depuis elle va beaucoup mieux. »

Sœur MARIE-ÉLÉONORE,
supérieure à St-Myon.

« J'ai un travail très pénible, j'avais depuis longtemps de mauvaises digestions, des maux de tête violents, des vertiges. C'est l'usage de votre synergine qui m'a guéri. »

LAFARGE Jean.
chef de chantier à St-Chamond.

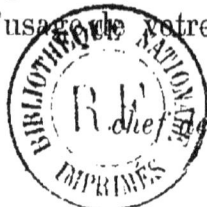

« J'ai souffert longtemps de maux d'estomac, je sentais mes forces s'en aller ; sur le conseil de mon chef, j'ai pris de la synergine du Dr Tournebize et aujourd'hui je travaille comme auparavant. »

MAISONNEUVE-Jean,
mineur à Auzelles.

« Ma famille et moi avons eu bien des fois à nous plaindre des maux d'estomac, d'épuisement. C'est la synergine du Dr Tournebize qui nous a toujours le mieux réussi. »

FONLUPT,
*chef laveur à la mine d'Auzelles (**P. D. D.**)*

« Ici on est bien satisfait de l'efficacité de votre synergine. »

Mme *la Supérieure de la Communauté de Bertignat.*

« Monsieur le Docteur,

« J'ai interrogé mes mineurs ; je me suis rendu compte, tous sont très satisfaits de votre synergine. »

MORGE,
maître mineur à Auzelles.

« J'avais une congestion de foie, de très violents maux d'estomac, une excessive faiblesse, votre synergine m'a remis sur pieds. Plusieurs de mes camarades y ont eu recours avec complet succès. »

J. MADUBOST,
sergent-major au 3e zouaves.

« Envoyez-moi quatre flacons de votre excellente synergine. C'est la seule médication qui réussisse bien à ma fille dyspeptique. »

Veuve SCHENEIDER,
54, rue Legendre, Paris.

« Nous étions très fatigués, ma femme et moi ; votre synergine nous a relevés et guéris. »

PUISSANT, *à St-Étienne.*

« Votre synergine a été très efficace à la maison. »

J. CHARDON.

« Merci de votre traitement. La synergine m'a rendu la santé et la gaieté. »

Maria VERDIER.

« Grâce à votre synergine, j'espère être bientôt guéri de mes maux d'estomac. »

PLANAT, *de Sauviat.*

« Je te félicite et te remercie. Ta synergine m'a fait un grand bien. Je n'ai plus de vertige. »

PRULHÈRE, *d'Auzelles.*

M. Combris, gérant au château des Martinanches m'écrivait : « J'éprouve de très bons effets de votre synergine, elle soutient mes forces, me fait mieux digérer.

« Madame de Riberolles est enchantée que vous m'ayez procuré un si excellent remède. »

COMBRIS.

« A un moment, je souffrais de l'estomac ; je ne pouvais pas supporter sans fatigue certains aliments, certains fruits ; j'ai pris votre synergine ; elle m'a réussi à merveille et je suis enchantée de vous dire tout le bien que j'en pense. »

Mme TEYRAS DE GRANDVAL.

« Mes digestions étaient longues et pénibles. Les divers remèdes que j'avais employés n'avaient fait qu'aggraver mon état. Une de mes amies m'indiqua votre synergine. Deux mois plus tard, j'étais guérie. Je suis heureuse de vous faire connaître les heureux résultats de votre excellente liqueur. J'ajoute que quand je vais à Vichy, je ne digère bien les eaux qu'en les faisant suivre d'un peu de synergine. »

J. CLAUDE,
41, rue Dulong, Paris.

« Votre synergine suffit à relever très vite mes femmes ou trop faibles ou souffrantes de maux d'estomac. »

MAISONNEUVE, sage-femme.

« Beaucoup de jeunes personnes ont eu recours à votre synergine. Elle réussit très bien. Mes femmes en sont enchantées. Aujourd'hui c'est la spécialité qu'on me demande le plus souvent. »

ARTAUD BOY,
sage-femme à Domaize.

Une bonne dame écrivait les jours passés à une de ses amies, en qui elle avait mis à juste titre toute sa confiance : « Depuis longtemps je souffrais atrocement de mal d'estomac, et tous les traitements que j'avais suivis jusqu'alors avaient été infructueux ; depuis que j'ai employé la synergine que vous m'avez envoyée, je suis guérie. Je réitère mes remerciments...

Marie Fontenille, de Manzat.

« Monsieur le Docteur,

« Votre synergine produit chez mes clientes, surtout celles qui ont éprouvé de grosses fatigues, les résultats les plus surprenants. Quantité aussi de jeunes filles sont guéries de la chlorose et de l'anémie par votre remède (pilules et flacon). Ce sont parfois de vraies résurrections. »

A. Déplat,
sage-femme à Tours.

« Votre remède a été fort apprécié par les personnes qui en ont fait usage. »

Sœur Augustine,
Supérieure générale du Bon-Pasteur.

« Cher Docteur,

» Votre synergine m'est demandée souvent. Je vois qu'elle a beaucoup de succès et qu'elle prendra rang parmi les spécialités sérieuses. Envoyez-moi, je vous prie, une vingtaine de flacons et dix boîtes. »

Dugnas,
pharmacien à Olliergues.

« Mon cher Docteur,

« Votre synergine (flacon et pilules) trouve dans toute notre clientèle l'accueil le plus flatteur. C'est une des spécialités qui m'est le plus souvent demandée. Tâchez de nous réserver au moins 200 flacons et une centaine de boîtes pour le mois prochain.

« Clermont.

TAILHANDIER.
voyageur en pharmacie.

(*A suivre prochainement.*)

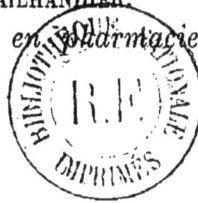

94

Exiger sur les flacons et les boîtes notre signature et notre marque déposée conformément à la loi.

Des prospectus seront envoyés gratuitement à ceux qui en feront la demande.

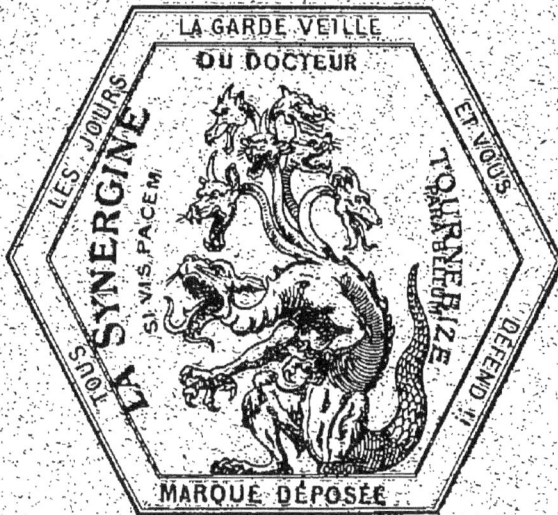

LA GARDE VEILLE
DU DOCTEUR
ET VOUS
LES JOURS
LA SYNERGINE
TOURNEBRIZE
SI VIS, PACEM.
TOUS
DÉFEND-IL
MARQUE DÉPOSÉE

DÉPOT PRINCIPAL :

Pharmacie

à Clermont-Ferrand.

Vente au détail dans les Pharmacies qui délivrent les meilleures spécialités.

PRIX
- Le flacon . . . . . **3** fr.
- La boîte de Pilules. . . . **2** fr. **50**
- La boîte de Pastilles. **1** fr. **75**

www.ingramcontent.com/pod-product-compliance
Lightning Source LLC
Chambersburg PA
CBHW060517200326
41520CB00017B/5087